DIESES BUCH GEHÖRT:

....

HUSTLE FOR THAT MUSCLE.

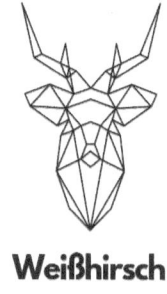

Weißhirsch

DATUM

NOTIZEN

MO DI MI DO FR SA SO

ÜBUNG		1	2	3	4	5
	KG					
	X					
	KG					
	X					
	KG					
	X					
	KG					
	X					
	KG					
	X					
	KG					
	X					
	KG					
	X					
	KG					
	X					
	KG					
	X					
	KG					
	X					

DATUM

NOTIZEN

MO DI MI DO FR SA SO

ÜBUNG		1	2	3	4	5
	KG					
	X					
	KG					
	X					
	KG					
	X					
	KG					
	X					
	KG					
	X					
	KG					
	X					
	KG					
	X					
	KG					
	X					
	KG					
	X					
	KG					
	X					

DATUM

NOTIZEN

MO DI MI DO FR SA SO

ÜBUNG		1	2	3	4	5
	KG					
	X					
	KG					
	X					
	KG					
	X					
	KG					
	X					
	KG					
	X					
	KG					
	X					
	KG					
	X					
	KG					
	X					
	KG					
	X					
	KG					
	X					

DATUM

NOTIZEN

MO DI MI DO FR SA SO

ÜBUNG		1	2	3	4	5
	KG					
	X					
	KG					
	X					
	KG					
	X					
	KG					
	X					
	KG					
	X					
	KG					
	X					
	KG					
	X					
	KG					
	X					
	KG					
	X					
	KG					
	X					

DATUM

NOTIZEN

MO DI MI DO FR SA SO	

ÜBUNG		1	2	3	4	5
	KG					
	X					
	KG					
	X					
	KG					
	X					
	KG					
	X					
	KG					
	X					
	KG					
	X					
	KG					
	X					
	KG					
	X					
	KG					
	X					
	KG					
	X					

DATUM

NOTIZEN

MO DI MI DO FR SA SO

ÜBUNG		1	2	3	4	5
	KG					
	X					
	KG					
	X					
	KG					
	X					
	KG					
	X					
	KG					
	X					
	KG					
	X					
	KG					
	X					
	KG					
	X					
	KG					
	X					
	KG					
	X					

DATUM

NOTIZEN

MO DI MI DO FR SA SO

ÜBUNG		1	2	3	4	5
	KG					
	X					
	KG					
	X					
	KG					
	X					
	KG					
	X					
	KG					
	X					
	KG					
	X					
	KG					
	X					
	KG					
	X					
	KG					
	X					
	KG					
	X					

DATUM

NOTIZEN

MO DI MI DO FR SA SO

ÜBUNG		1	2	3	4	5
	KG					
	X					
	KG					
	X					
	KG					
	X					
	KG					
	X					
	KG					
	X					
	KG					
	X					
	KG					
	X					
	KG					
	X					
	KG					
	X					
	KG					
	X					

DATUM

NOTIZEN

MO DI MI DO FR SA SO

ÜBUNG		1	2	3	4	5
	KG					
	X					
	KG					
	X					
	KG					
	X					
	KG					
	X					
	KG					
	X					
	KG					
	X					
	KG					
	X					
	KG					
	X					
	KG					
	X					
	KG					
	X					

DATUM

NOTIZEN

MO DI MI DO FR SA SO	

ÜBUNG		1	2	3	4	5
	KG					
	X					
	KG					
	X					
	KG					
	X					
	KG					
	X					
	KG					
	X					
	KG					
	X					
	KG					
	X					
	KG					
	X					
	KG					
	X					
	KG					
	X					

DATUM

NOTIZEN

MO DI MI DO FR SA SO

ÜBUNG		1	2	3	4	5
	KG					
	X					
	KG					
	X					
	KG					
	X					
	KG					
	X					
	KG					
	X					
	KG					
	X					
	KG					
	X					
	KG					
	X					
	KG					
	X					
	KG					
	X					

DATUM

NOTIZEN

MO DI MI DO FR SA SO

ÜBUNG		1	2	3	4	5
	KG					
	X					
	KG					
	X					
	KG					
	X					
	KG					
	X					
	KG					
	X					
	KG					
	X					
	KG					
	X					
	KG					
	X					
	KG					
	X					
	KG					
	X					

DATUM

NOTIZEN

MO DI MI DO FR SA SO

ÜBUNG		1	2	3	4	5
	KG					
	X					
	KG					
	X					
	KG					
	X					
	KG					
	X					
	KG					
	X					
	KG					
	X					
	KG					
	X					
	KG					
	X					
	KG					
	X					
	KG					
	X					

DATUM

NOTIZEN

MO DI MI DO FR SA SO

ÜBUNG		1	2	3	4	5
	KG					
	X					
	KG					
	X					
	KG					
	X					
	KG					
	X					
	KG					
	X					
	KG					
	X					
	KG					
	X					
	KG					
	X					
	KG					
	X					
	KG					
	X					

DATUM

NOTIZEN

MO DI MI DO FR SA SO

ÜBUNG		1	2	3	4	5
	KG					
	X					
	KG					
	X					
	KG					
	X					
	KG					
	X					
	KG					
	X					
	KG					
	X					
	KG					
	X					
	KG					
	X					
	KG					
	X					
	KG					
	X					

DATUM

NOTIZEN

MO DI MI DO FR SA SO	

ÜBUNG		1	2	3	4	5
	KG					
	X					
	KG					
	X					
	KG					
	X					
	KG					
	X					
	KG					
	X					
	KG					
	X					
	KG					
	X					
	KG					
	X					
	KG					
	X					
	KG					
	X					

DATUM

NOTIZEN

MO DI MI DO FR SA SO

ÜBUNG		1	2	3	4	5
	KG					
	X					
	KG					
	X					
	KG					
	X					
	KG					
	X					
	KG					
	X					
	KG					
	X					
	KG					
	X					
	KG					
	X					
	KG					
	X					
	KG					
	X					

DATUM

NOTIZEN

MO DI MI DO FR SA SO

ÜBUNG		1	2	3	4	5
	KG					
	X					
	KG					
	X					
	KG					
	X					
	KG					
	X					
	KG					
	X					
	KG					
	X					
	KG					
	X					
	KG					
	X					
	KG					
	X					
	KG					
	X					

DATUM

NOTIZEN

MO DI MI DO FR SA SO

ÜBUNG		1	2	3	4	5
	KG					
	X					
	KG					
	X					
	KG					
	X					
	KG					
	X					
	KG					
	X					
	KG					
	X					
	KG					
	X					
	KG					
	X					
	KG					
	X					
	KG					
	X					

DATUM

NOTIZEN

MO DI MI DO FR SA SO

ÜBUNG		1	2	3	4	5
	KG					
	X					
	KG					
	X					
	KG					
	X					
	KG					
	X					
	KG					
	X					
	KG					
	X					
	KG					
	X					
	KG					
	X					
	KG					
	X					
	KG					
	X					

DATUM

NOTIZEN

MO DI MI DO FR SA SO

ÜBUNG		1	2	3	4	5
	KG					
	X					
	KG					
	X					
	KG					
	X					
	KG					
	X					
	KG					
	X					
	KG					
	X					
	KG					
	X					
	KG					
	X					
	KG					
	X					
	KG					
	X					

DATUM

NOTIZEN

MO DI MI DO FR SA SO	

ÜBUNG		1	2	3	4	5
	KG					
	X					
	KG					
	X					
	KG					
	X					
	KG					
	X					
	KG					
	X					
	KG					
	X					
	KG					
	X					
	KG					
	X					
	KG					
	X					
	KG					
	X					

DATUM

NOTIZEN

MO DI MI DO FR SA SO	

ÜBUNG		1	2	3	4	5
	KG					
	X					
	KG					
	X					
	KG					
	X					
	KG					
	X					
	KG					
	X					
	KG					
	X					
	KG					
	X					
	KG					
	X					
	KG					
	X					
	KG					
	X					

DATUM

NOTIZEN

MO DI MI DO FR SA SO

ÜBUNG		1	2	3	4	5
	KG					
	X					
	KG					
	X					
	KG					
	X					
	KG					
	X					
	KG					
	X					
	KG					
	X					
	KG					
	X					
	KG					
	X					
	KG					
	X					
	KG					
	X					

DATUM

NOTIZEN

MO DI MI DO FR SA SO

ÜBUNG		1	2	3	4	5
	KG					
	X					
	KG					
	X					
	KG					
	X					
	KG					
	X					
	KG					
	X					
	KG					
	X					
	KG					
	X					
	KG					
	X					
	KG					
	X					
	KG					
	X					

DATUM

NOTIZEN

MO DI MI DO FR SA SO

ÜBUNG		1	2	3	4	5
	KG					
	X					
	KG					
	X					
	KG					
	X					
	KG					
	X					
	KG					
	X					
	KG					
	X					
	KG					
	X					
	KG					
	X					
	KG					
	X					
	KG					
	X					

DATUM

NOTIZEN

MO DI MI DO FR SA SO

ÜBUNG		1	2	3	4	5
	KG					
	X					
	KG					
	X					
	KG					
	X					
	KG					
	X					
	KG					
	X					
	KG					
	X					
	KG					
	X					
	KG					
	X					
	KG					
	X					
	KG					
	X					

DATUM

NOTIZEN

MO DI MI DO FR SA SO	

ÜBUNG		1	2	3	4	5
	KG					
	X					
	KG					
	X					
	KG					
	X					
	KG					
	X					
	KG					
	X					
	KG					
	X					
	KG					
	X					
	KG					
	X					
	KG					
	X					
	KG					
	X					

DATUM

NOTIZEN

MO DI MI DO FR SA SO

ÜBUNG		1	2	3	4	5
	KG					
	X					
	KG					
	X					
	KG					
	X					
	KG					
	X					
	KG					
	X					
	KG					
	X					
	KG					
	X					
	KG					
	X					
	KG					
	X					
	KG					
	X					

DATUM

NOTIZEN

MO DI MI DO FR SA SO

ÜBUNG		1	2	3	4	5
	KG					
	X					
	KG					
	X					
	KG					
	X					
	KG					
	X					
	KG					
	X					
	KG					
	X					
	KG					
	X					
	KG					
	X					
	KG					
	X					
	KG					
	X					

DATUM

NOTIZEN

MO DI MI DO FR SA SO

ÜBUNG		1	2	3	4	5
	KG					
	X					
	KG					
	X					
	KG					
	X					
	KG					
	X					
	KG					
	X					
	KG					
	X					
	KG					
	X					
	KG					
	X					
	KG					
	X					
	KG					
	X					

DATUM

NOTIZEN

MO DI MI DO FR SA SO

ÜBUNG		1	2	3	4	5
	KG					
	X					
	KG					
	X					
	KG					
	X					
	KG					
	X					
	KG					
	X					
	KG					
	X					
	KG					
	X					
	KG					
	X					
	KG					
	X					
	KG					
	X					

DATUM

NOTIZEN

MO DI MI DO FR SA SO

ÜBUNG		1	2	3	4	5
	KG					
	X					
	KG					
	X					
	KG					
	X					
	KG					
	X					
	KG					
	X					
	KG					
	X					
	KG					
	X					
	KG					
	X					
	KG					
	X					
	KG					
	X					

DATUM

NOTIZEN

MO DI MI DO FR SA SO

ÜBUNG		1	2	3	4	5
	KG					
	X					
	KG					
	X					
	KG					
	X					
	KG					
	X					
	KG					
	X					
	KG					
	X					
	KG					
	X					
	KG					
	X					
	KG					
	X					
	KG					
	X					

DATUM

NOTIZEN

MO DI MI DO FR SA SO

ÜBUNG		1	2	3	4	5
	KG					
	X					
	KG					
	X					
	KG					
	X					
	KG					
	X					
	KG					
	X					
	KG					
	X					
	KG					
	X					
	KG					
	X					
	KG					
	X					
	KG					
	X					

DATUM

NOTIZEN

MO DI MI DO FR SA SO	

ÜBUNG		1	2	3	4	5
	KG					
	X					
	KG					
	X					
	KG					
	X					
	KG					
	X					
	KG					
	X					
	KG					
	X					
	KG					
	X					
	KG					
	X					
	KG					
	X					
	KG					
	X					

DATUM

NOTIZEN

MO DI MI DO FR SA SO

ÜBUNG		1	2	3	4	5
	KG					
	X					
	KG					
	X					
	KG					
	X					
	KG					
	X					
	KG					
	X					
	KG					
	X					
	KG					
	X					
	KG					
	X					
	KG					
	X					
	KG					
	X					

DATUM

NOTIZEN

MO DI MI DO FR SA SO

ÜBUNG		1	2	3	4	5
	KG					
	X					
	KG					
	X					
	KG					
	X					
	KG					
	X					
	KG					
	X					
	KG					
	X					
	KG					
	X					
	KG					
	X					
	KG					
	X					
	KG					
	X					

DATUM

NOTIZEN

MO DI MI DO FR SA SO

ÜBUNG		1	2	3	4	5
	KG					
	X					
	KG					
	X					
	KG					
	X					
	KG					
	X					
	KG					
	X					
	KG					
	X					
	KG					
	X					
	KG					
	X					
	KG					
	X					
	KG					
	X					

DATUM

NOTIZEN

MO DI MI DO FR SA SO

ÜBUNG		1	2	3	4	5
	KG					
	X					
	KG					
	X					
	KG					
	X					
	KG					
	X					
	KG					
	X					
	KG					
	X					
	KG					
	X					
	KG					
	X					
	KG					
	X					
	KG					
	X					

DATUM

NOTIZEN

MO DI MI DO FR SA SO

ÜBUNG		1	2	3	4	5
	KG					
	X					
	KG					
	X					
	KG					
	X					
	KG					
	X					
	KG					
	X					
	KG					
	X					
	KG					
	X					
	KG					
	X					
	KG					
	X					
	KG					
	X					

DATUM

NOTIZEN

MO DI MI DO FR SA SO

ÜBUNG		1	2	3	4	5
	KG					
	X					
	KG					
	X					
	KG					
	X					
	KG					
	X					
	KG					
	X					
	KG					
	X					
	KG					
	X					
	KG					
	X					
	KG					
	X					
	KG					
	X					

DATUM

NOTIZEN

MO DI MI DO FR SA SO	

ÜBUNG		1	2	3	4	5
	KG					
	X					
	KG					
	X					
	KG					
	X					
	KG					
	X					
	KG					
	X					
	KG					
	X					
	KG					
	X					
	KG					
	X					
	KG					
	X					
	KG					
	X					

DATUM

NOTIZEN

MO DI MI DO FR SA SO

ÜBUNG		1	2	3	4	5
	KG					
	X					
	KG					
	X					
	KG					
	X					
	KG					
	X					
	KG					
	X					
	KG					
	X					
	KG					
	X					
	KG					
	X					
	KG					
	X					
	KG					
	X					

DATUM

NOTIZEN

MO DI MI DO FR SA SO

ÜBUNG		1	2	3	4	5
	KG					
	X					
	KG					
	X					
	KG					
	X					
	KG					
	X					
	KG					
	X					
	KG					
	X					
	KG					
	X					
	KG					
	X					
	KG					
	X					
	KG					
	X					

DATUM

NOTIZEN

MO DI MI DO FR SA SO

ÜBUNG		1	2	3	4	5
	KG					
	X					
	KG					
	X					
	KG					
	X					
	KG					
	X					
	KG					
	X					
	KG					
	X					
	KG					
	X					
	KG					
	X					
	KG					
	X					
	KG					
	X					

DATUM

NOTIZEN

MO DI MI DO FR SA SO

ÜBUNG		1	2	3	4	5
	KG					
	X					
	KG					
	X					
	KG					
	X					
	KG					
	X					
	KG					
	X					
	KG					
	X					
	KG					
	X					
	KG					
	X					
	KG					
	X					
	KG					
	X					

DATUM

NOTIZEN

MO DI MI DO FR SA SO	

ÜBUNG		1	2	3	4	5
	KG					
	X					
	KG					
	X					
	KG					
	X					
	KG					
	X					
	KG					
	X					
	KG					
	X					
	KG					
	X					
	KG					
	X					
	KG					
	X					
	KG					
	X					

DATUM

NOTIZEN

MO DI MI DO FR SA SO

ÜBUNG		1	2	3	4	5
	KG					
	X					
	KG					
	X					
	KG					
	X					
	KG					
	X					
	KG					
	X					
	KG					
	X					
	KG					
	X					
	KG					
	X					
	KG					
	X					
	KG					
	X					

DATUM

NOTIZEN

MO DI MI DO FR SA SO

ÜBUNG		1	2	3	4	5
	KG					
	X					
	KG					
	X					
	KG					
	X					
	KG					
	X					
	KG					
	X					
	KG					
	X					
	KG					
	X					
	KG					
	X					
	KG					
	X					
	KG					
	X					

DATUM

NOTIZEN

MO DI MI DO FR SA SO

ÜBUNG		1	2	3	4	5
	KG					
	X					
	KG					
	X					
	KG					
	X					
	KG					
	X					
	KG					
	X					
	KG					
	X					
	KG					
	X					
	KG					
	X					
	KG					
	X					
	KG					
	X					

DATUM

NOTIZEN

MO DI MI DO FR SA SO

ÜBUNG		1	2	3	4	5
	KG					
	X					
	KG					
	X					
	KG					
	X					
	KG					
	X					
	KG					
	X					
	KG					
	X					
	KG					
	X					
	KG					
	X					
	KG					
	X					
	KG					
	X					

DATUM

NOTIZEN

MO DI MI DO FR SA SO		

ÜBUNG		1	2	3	4	5
	KG					
	X					
	KG					
	X					
	KG					
	X					
	KG					
	X					
	KG					
	X					
	KG					
	X					
	KG					
	X					
	KG					
	X					
	KG					
	X					
	KG					
	X					

DATUM

NOTIZEN

MO DI MI DO FR SA SO	

ÜBUNG		1	2	3	4	5
	KG					
	X					
	KG					
	X					
	KG					
	X					
	KG					
	X					
	KG					
	X					
	KG					
	X					
	KG					
	X					
	KG					
	X					
	KG					
	X					
	KG					
	X					

DATUM

NOTIZEN

MO DI MI DO FR SA SO	

ÜBUNG		1	2	3	4	5
	KG					
	X					
	KG					
	X					
	KG					
	X					
	KG					
	X					
	KG					
	X					
	KG					
	X					
	KG					
	X					
	KG					
	X					
	KG					
	X					
	KG					
	X					

DATUM

NOTIZEN

MO DI MI DO FR SA SO	

ÜBUNG		1	2	3	4	5
	KG					
	X					
	KG					
	X					
	KG					
	X					
	KG					
	X					
	KG					
	X					
	KG					
	X					
	KG					
	X					
	KG					
	X					
	KG					
	X					
	KG					
	X					

DATUM

NOTIZEN

MO DI MI DO FR SA SO	

ÜBUNG		1	2	3	4	5
	KG					
	X					
	KG					
	X					
	KG					
	X					
	KG					
	X					
	KG					
	X					
	KG					
	X					
	KG					
	X					
	KG					
	X					
	KG					
	X					
	KG					
	X					

DATUM

NOTIZEN

MO DI MI DO FR SA SO

ÜBUNG		1	2	3	4	5
	KG					
	X					
	KG					
	X					
	KG					
	X					
	KG					
	X					
	KG					
	X					
	KG					
	X					
	KG					
	X					
	KG					
	X					
	KG					
	X					
	KG					
	X					

DATUM

NOTIZEN

MO DI MI DO FR SA SO

ÜBUNG		1	2	3	4	5
	KG					
	X					
	KG					
	X					
	KG					
	X					
	KG					
	X					
	KG					
	X					
	KG					
	X					
	KG					
	X					
	KG					
	X					
	KG					
	X					
	KG					
	X					

DATUM

NOTIZEN

MO DI MI DO FR SA SO

ÜBUNG		1	2	3	4	5
	KG					
	X					
	KG					
	X					
	KG					
	X					
	KG					
	X					
	KG					
	X					
	KG					
	X					
	KG					
	X					
	KG					
	X					
	KG					
	X					
	KG					
	X					

DATUM

NOTIZEN

MO DI MI DO FR SA SO	

ÜBUNG		1	2	3	4	5
	KG					
	X					
	KG					
	X					
	KG					
	X					
	KG					
	X					
	KG					
	X					
	KG					
	X					
	KG					
	X					
	KG					
	X					
	KG					
	X					
	KG					
	X					

DATUM

NOTIZEN

MO DI MI DO FR SA SO

ÜBUNG		1	2	3	4	5
	KG					
	X					
	KG					
	X					
	KG					
	X					
	KG					
	X					
	KG					
	X					
	KG					
	X					
	KG					
	X					
	KG					
	X					
	KG					
	X					
	KG					
	X					

DATUM

NOTIZEN

MO DI MI DO FR SA SO

ÜBUNG		1	2	3	4	5
	KG					
	X					
	KG					
	X					
	KG					
	X					
	KG					
	X					
	KG					
	X					
	KG					
	X					
	KG					
	X					
	KG					
	X					
	KG					
	X					
	KG					
	X					

DATUM

NOTIZEN

MO DI MI DO FR SA SO

ÜBUNG		1	2	3	4	5
	KG					
	X					
	KG					
	X					
	KG					
	X					
	KG					
	X					
	KG					
	X					
	KG					
	X					
	KG					
	X					
	KG					
	X					
	KG					
	X					
	KG					
	X					

DATUM

NOTIZEN

MO DI MI DO FR SA SO

ÜBUNG		1	2	3	4	5
	KG					
	X					
	KG					
	X					
	KG					
	X					
	KG					
	X					
	KG					
	X					
	KG					
	X					
	KG					
	X					
	KG					
	X					
	KG					
	X					
	KG					
	X					

DATUM

NOTIZEN

MO DI MI DO FR SA SO	

ÜBUNG		1	2	3	4	5
	KG					
	X					
	KG					
	X					
	KG					
	X					
	KG					
	X					
	KG					
	X					
	KG					
	X					
	KG					
	X					
	KG					
	X					
	KG					
	X					
	KG					
	X					

DATUM

NOTIZEN

MO DI MI DO FR SA SO

ÜBUNG		1	2	3	4	5
	KG					
	X					
	KG					
	X					
	KG					
	X					
	KG					
	X					
	KG					
	X					
	KG					
	X					
	KG					
	X					
	KG					
	X					
	KG					
	X					
	KG					
	X					

DATUM

NOTIZEN

MO DI MI DO FR SA SO	

ÜBUNG		1	2	3	4	5
	KG					
	X					
	KG					
	X					
	KG					
	X					
	KG					
	X					
	KG					
	X					
	KG					
	X					
	KG					
	X					
	KG					
	X					
	KG					
	X					
	KG					
	X					

DATUM NOTIZEN

MO DI MI DO FR SA SO	

ÜBUNG		1	2	3	4	5
	KG					
	X					
	KG					
	X					
	KG					
	X					
	KG					
	X					
	KG					
	X					
	KG					
	X					
	KG					
	X					
	KG					
	X					
	KG					
	X					
	KG					
	X					

DATUM

NOTIZEN

MO DI MI DO FR SA SO

ÜBUNG		1	2	3	4	5
	KG					
	X					
	KG					
	X					
	KG					
	X					
	KG					
	X					
	KG					
	X					
	KG					
	X					
	KG					
	X					
	KG					
	X					
	KG					
	X					
	KG					
	X					

DATUM

NOTIZEN

MO DI MI DO FR SA SO	

ÜBUNG		1	2	3	4	5
	KG					
	X					
	KG					
	X					
	KG					
	X					
	KG					
	X					
	KG					
	X					
	KG					
	X					
	KG					
	X					
	KG					
	X					
	KG					
	X					

DATUM

NOTIZEN

MO DI MI DO FR SA SO	

ÜBUNG		1	2	3	4	5
	KG					
	X					
	KG					
	X					
	KG					
	X					
	KG					
	X					
	KG					
	X					
	KG					
	X					
	KG					
	X					
	KG					
	X					
	KG					
	X					
	KG					
	X					

DATUM

NOTIZEN

MO DI MI DO FR SA SO

ÜBUNG		1	2	3	4	5
	KG					
	X					
	KG					
	X					
	KG					
	X					
	KG					
	X					
	KG					
	X					
	KG					
	X					
	KG					
	X					
	KG					
	X					
	KG					
	X					
	KG					
	X					

DATUM

NOTIZEN

MO DI MI DO FR SA SO

ÜBUNG		1	2	3	4	5
	KG					
	X					
	KG					
	X					
	KG					
	X					
	KG					
	X					
	KG					
	X					
	KG					
	X					
	KG					
	X					
	KG					
	X					
	KG					
	X					
	KG					
	X					

DATUM

NOTIZEN

MO DI MI DO FR SA SO

ÜBUNG		1	2	3	4	5
	KG					
	X					
	KG					
	X					
	KG					
	X					
	KG					
	X					
	KG					
	X					
	KG					
	X					
	KG					
	X					
	KG					
	X					
	KG					
	X					
	KG					
	X					

DATUM

NOTIZEN

MO DI MI DO FR SA SO

ÜBUNG		1	2	3	4	5
	KG					
	X					
	KG					
	X					
	KG					
	X					
	KG					
	X					
	KG					
	X					
	KG					
	X					
	KG					
	X					
	KG					
	X					
	KG					
	X					
	KG					
	X					

DATUM

NOTIZEN

MO DI MI DO FR SA SO

ÜBUNG		1	2	3	4	5
	KG					
	X					
	KG					
	X					
	KG					
	X					
	KG					
	X					
	KG					
	X					
	KG					
	X					
	KG					
	X					
	KG					
	X					
	KG					
	X					
	KG					
	X					

DATUM

NOTIZEN

MO DI MI DO FR SA SO

ÜBUNG		1	2	3	4	5
	KG					
	X					
	KG					
	X					
	KG					
	X					
	KG					
	X					
	KG					
	X					
	KG					
	X					
	KG					
	X					
	KG					
	X					
	KG					
	X					
	KG					
	X					

DATUM

NOTIZEN

MO DI MI DO FR SA SO

ÜBUNG		1	2	3	4	5
	KG					
	X					
	KG					
	X					
	KG					
	X					
	KG					
	X					
	KG					
	X					
	KG					
	X					
	KG					
	X					
	KG					
	X					
	KG					
	X					
	KG					
	X					

DATUM

NOTIZEN

MO DI MI DO FR SA SO	

ÜBUNG		1	2	3	4	5
	KG					
	X					
	KG					
	X					
	KG					
	X					
	KG					
	X					
	KG					
	X					
	KG					
	X					
	KG					
	X					
	KG					
	X					
	KG					
	X					
	KG					
	X					

DATUM

NOTIZEN

MO DI MI DO FR SA SO

ÜBUNG		1	2	3	4	5
	KG					
	X					
	KG					
	X					
	KG					
	X					
	KG					
	X					
	KG					
	X					
	KG					
	X					
	KG					
	X					
	KG					
	X					
	KG					
	X					
	KG					
	X					

DATUM

NOTIZEN

MO DI MI DO FR SA SO

ÜBUNG		1	2	3	4	5
	KG					
	X					
	KG					
	X					
	KG					
	X					
	KG					
	X					
	KG					
	X					
	KG					
	X					
	KG					
	X					
	KG					
	X					
	KG					
	X					
	KG					
	X					

DATUM

NOTIZEN

MO DI MI DO FR SA SO

ÜBUNG		1	2	3	4	5
	KG					
	X					
	KG					
	X					
	KG					
	X					
	KG					
	X					
	KG					
	X					
	KG					
	X					
	KG					
	X					
	KG					
	X					
	KG					
	X					
	KG					
	X					

DATUM

NOTIZEN

MO DI MI DO FR SA SO

ÜBUNG		1	2	3	4	5
	KG					
	X					
	KG					
	X					
	KG					
	X					
	KG					
	X					
	KG					
	X					
	KG					
	X					
	KG					
	X					
	KG					
	X					
	KG					
	X					
	KG					
	X					

DATUM

NOTIZEN

MO DI MI DO FR SA SO

ÜBUNG		1	2	3	4	5
	KG					
	X					
	KG					
	X					
	KG					
	X					
	KG					
	X					
	KG					
	X					
	KG					
	X					
	KG					
	X					
	KG					
	X					
	KG					
	X					
	KG					
	X					

DATUM

NOTIZEN

MO DI MI DO FR SA SO

ÜBUNG		1	2	3	4	5
	KG					
	X					
	KG					
	X					
	KG					
	X					
	KG					
	X					
	KG					
	X					
	KG					
	X					
	KG					
	X					
	KG					
	X					
	KG					
	X					
	KG					
	X					

DATUM

NOTIZEN

MO DI MI DO FR SA SO	

ÜBUNG		1	2	3	4	5
	KG					
	X					
	KG					
	X					
	KG					
	X					
	KG					
	X					
	KG					
	X					
	KG					
	X					
	KG					
	X					
	KG					
	X					
	KG					
	X					
	KG					
	X					

DATUM

NOTIZEN

MO DI MI DO FR SA SO

ÜBUNG		1	2	3	4	5
	KG					
	X					
	KG					
	X					
	KG					
	X					
	KG					
	X					
	KG					
	X					
	KG					
	X					
	KG					
	X					
	KG					
	X					
	KG					
	X					
	KG					
	X					

DATUM

NOTIZEN

MO DI MI DO FR SA SO

ÜBUNG		1	2	3	4	5
	KG					
	X					
	KG					
	X					
	KG					
	X					
	KG					
	X					
	KG					
	X					
	KG					
	X					
	KG					
	X					
	KG					
	X					
	KG					
	X					
	KG					
	X					

DATUM

NOTIZEN

MO DI MI DO FR SA SO	

ÜBUNG		1	2	3	4	5
	KG					
	X					
	KG					
	X					
	KG					
	X					
	KG					
	X					
	KG					
	X					
	KG					
	X					
	KG					
	X					
	KG					
	X					
	KG					
	X					
	KG					
	X					

DATUM

NOTIZEN

MO DI MI DO FR SA SO

ÜBUNG		1	2	3	4	5
	KG					
	X					
	KG					
	X					
	KG					
	X					
	KG					
	X					
	KG					
	X					
	KG					
	X					
	KG					
	X					
	KG					
	X					
	KG					
	X					
	KG					
	X					

DATUM

NOTIZEN

MO DI MI DO FR SA SO	

ÜBUNG		1	2	3	4	5
	KG					
	X					
	KG					
	X					
	KG					
	X					
	KG					
	X					
	KG					
	X					
	KG					
	X					
	KG					
	X					
	KG					
	X					
	KG					
	X					
	KG					
	X					

DATUM

NOTIZEN

MO DI MI DO FR SA SO

ÜBUNG		1	2	3	4	5
	KG					
	X					
	KG					
	X					
	KG					
	X					
	KG					
	X					
	KG					
	X					
	KG					
	X					
	KG					
	X					
	KG					
	X					
	KG					
	X					
	KG					
	X					

DATUM

NOTIZEN

MO DI MI DO FR SA SO

ÜBUNG		1	2	3	4	5
	KG					
	X					
	KG					
	X					
	KG					
	X					
	KG					
	X					
	KG					
	X					
	KG					
	X					
	KG					
	X					
	KG					
	X					
	KG					
	X					
	KG					
	X					

DATUM

NOTIZEN

MO DI MI DO FR SA SO	

ÜBUNG		1	2	3	4	5
	KG					
	X					
	KG					
	X					
	KG					
	X					
	KG					
	X					
	KG					
	X					
	KG					
	X					
	KG					
	X					
	KG					
	X					
	KG					
	X					
	KG					
	X					

DATUM

NOTIZEN

MO DI MI DO FR SA SO

ÜBUNG		1	2	3	4	5
	KG					
	X					
	KG					
	X					
	KG					
	X					
	KG					
	X					
	KG					
	X					
	KG					
	X					
	KG					
	X					
	KG					
	X					
	KG					
	X					
	KG					
	X					

DATUM

NOTIZEN

MO DI MI DO FR SA SO

ÜBUNG		1	2	3	4	5
	KG					
	X					
	KG					
	X					
	KG					
	X					
	KG					
	X					
	KG					
	X					
	KG					
	X					
	KG					
	X					
	KG					
	X					
	KG					
	X					
	KG					
	X					

DATUM

NOTIZEN

MO DI MI DO FR SA SO		

ÜBUNG		1	2	3	4	5
	KG					
	X					
	KG					
	X					
	KG					
	X					
	KG					
	X					
	KG					
	X					
	KG					
	X					
	KG					
	X					
	KG					
	X					
	KG					
	X					
	KG					
	X					

DATUM

NOTIZEN

MO DI MI DO FR SA SO	

ÜBUNG		1	2	3	4	5
	KG					
	X					
	KG					
	X					
	KG					
	X					
	KG					
	X					
	KG					
	X					
	KG					
	X					
	KG					
	X					
	KG					
	X					
	KG					
	X					
	KG					
	X					

DATUM

NOTIZEN

MO DI MI DO FR SA SO	

ÜBUNG		1	2	3	4	5
	KG					
	X					
	KG					
	X					
	KG					
	X					
	KG					
	X					
	KG					
	X					
	KG					
	X					
	KG					
	X					
	KG					
	X					
	KG					
	X					
	KG					
	X					

DATUM

NOTIZEN

MO DI MI DO FR SA SO

ÜBUNG		1	2	3	4	5
	KG					
	X					
	KG					
	X					
	KG					
	X					
	KG					
	X					
	KG					
	X					
	KG					
	X					
	KG					
	X					
	KG					
	X					
	KG					
	X					
	KG					
	X					

DATUM

NOTIZEN

MO DI MI DO FR SA SO						

ÜBUNG		1	2	3	4	5
	KG					
	X					
	KG					
	X					
	KG					
	X					
	KG					
	X					
	KG					
	X					
	KG					
	X					
	KG					
	X					
	KG					
	X					
	KG					
	X					
	KG					
	X					

DATUM

NOTIZEN

MO DI MI DO FR SA SO

ÜBUNG		1	2	3	4	5
	KG					
	X					
	KG					
	X					
	KG					
	X					
	KG					
	X					
	KG					
	X					
	KG					
	X					
	KG					
	X					
	KG					
	X					
	KG					
	X					
	KG					
	X					

DATUM

NOTIZEN

MO DI MI DO FR SA SO

ÜBUNG		1	2	3	4	5
	KG					
	X					
	KG					
	X					
	KG					
	X					
	KG					
	X					
	KG					
	X					
	KG					
	X					
	KG					
	X					
	KG					
	X					
	KG					
	X					
	KG					
	X					

DATUM

NOTIZEN

MO DI MI DO FR SA SO

ÜBUNG		1	2	3	4	5
	KG					
	X					
	KG					
	X					
	KG					
	X					
	KG					
	X					
	KG					
	X					
	KG					
	X					
	KG					
	X					
	KG					
	X					
	KG					
	X					
	KG					
	X					

DATUM

NOTIZEN

MO DI MI DO FR SA SO

ÜBUNG		1	2	3	4	5
	KG					
	X					
	KG					
	X					
	KG					
	X					
	KG					
	X					
	KG					
	X					
	KG					
	X					
	KG					
	X					
	KG					
	X					
	KG					
	X					
	KG					
	X					

DATUM

NOTIZEN

MO DI MI DO FR SA SO

ÜBUNG		1	2	3	4	5
	KG					
	X					
	KG					
	X					
	KG					
	X					
	KG					
	X					
	KG					
	X					
	KG					
	X					
	KG					
	X					
	KG					
	X					
	KG					
	X					
	KG					
	X					

DATUM

NOTIZEN

MO DI MI DO FR SA SO

ÜBUNG		1	2	3	4	5
	KG					
	X					
	KG					
	X					
	KG					
	X					
	KG					
	X					
	KG					
	X					
	KG					
	X					
	KG					
	X					
	KG					
	X					
	KG					
	X					
	KG					
	X					

DATUM

NOTIZEN

MO DI MI DO FR SA SO

ÜBUNG		1	2	3	4	5
	KG					
	X					
	KG					
	X					
	KG					
	X					
	KG					
	X					
	KG					
	X					
	KG					
	X					
	KG					
	X					
	KG					
	X					
	KG					
	X					
	KG					
	X					

DATUM

NOTIZEN

MO DI MI DO FR SA SO	

ÜBUNG		1	2	3	4	5
	KG					
	X					
	KG					
	X					
	KG					
	X					
	KG					
	X					
	KG					
	X					
	KG					
	X					
	KG					
	X					
	KG					
	X					
	KG					
	X					
	KG					
	X					

DATUM

NOTIZEN

MO DI MI DO FR SA SO

ÜBUNG		1	2	3	4	5
	KG					
	X					
	KG					
	X					
	KG					
	X					
	KG					
	X					
	KG					
	X					
	KG					
	X					
	KG					
	X					
	KG					
	X					
	KG					
	X					
	KG					
	X					

DATUM

NOTIZEN

MO DI MI DO FR SA SO

ÜBUNG		1	2	3	4	5
	KG					
	X					
	KG					
	X					
	KG					
	X					
	KG					
	X					
	KG					
	X					
	KG					
	X					
	KG					
	X					
	KG					
	X					
	KG					
	X					
	KG					
	X					

DATUM

NOTIZEN

MO DI MI DO FR SA SO	

ÜBUNG		1	2	3	4	5
	KG					
	X					
	KG					
	X					
	KG					
	X					
	KG					
	X					
	KG					
	X					
	KG					
	X					
	KG					
	X					
	KG					
	X					
	KG					
	X					
	KG					
	X					

DATUM

NOTIZEN

MO DI MI DO FR SA SO

ÜBUNG		1	2	3	4	5
	KG					
	X					
	KG					
	X					
	KG					
	X					
	KG					
	X					
	KG					
	X					
	KG					
	X					
	KG					
	X					
	KG					
	X					
	KG					
	X					
	KG					
	X					

DATUM

NOTIZEN

MO DI MI DO FR SA SO

ÜBUNG		1	2	3	4	5
	KG					
	X					
	KG					
	X					
	KG					
	X					
	KG					
	X					
	KG					
	X					
	KG					
	X					
	KG					
	X					
	KG					
	X					
	KG					
	X					
	KG					
	X					

DATUM

NOTIZEN

MO DI MI DO FR SA SO

ÜBUNG		1	2	3	4	5
	KG					
	X					
	KG					
	X					
	KG					
	X					
	KG					
	X					
	KG					
	X					
	KG					
	X					
	KG					
	X					
	KG					
	X					
	KG					
	X					
	KG					
	X					

DATUM

NOTIZEN

MO DI MI DO FR SA SO		

ÜBUNG		1	2	3	4	5
	KG					
	X					
	KG					
	X					
	KG					
	X					
	KG					
	X					
	KG					
	X					
	KG					
	X					
	KG					
	X					
	KG					
	X					
	KG					
	X					
	KG					
	X					

IMPRESSUM

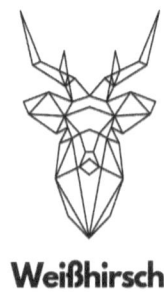

Weißhirsch